THÉRAPEUTIQUE RESPIRATOIRE.

INSTRUCTION

SUR

L'INSTRUMENT PULVÉRISATEUR

DES LIQUIDES MÉDICAMENTEUX,

SES APPLICATIONS AU TRAITEMENT DES MALADIES

DE POITRINE

ET LA MANIÈRE DE S'EN SERVIR.

1859

A M. CHARRIÈRE,

FABRICANT D'INSTRUMENTS DE MÉDECINE.

MONSIEUR,

Vous me demandez une Note pouvant servir de guide aux personnes qui doivent faire usage de notre Appareil pulvérisateur portatif ; je m'empresse de satisfaire à cette demande ; ce que je juge comme vous convenable et utile.

Faites imprimer le texte que je vous adresse et joignez-en la brochure à chacun des Appareils que vous livrerez.

Je saisis cette occasion pour vous remercier du précieux concours que j'ai trouvé en vous durant les nombreux essais qui ont précédé la confection actuelle de l'instrument.

Agréez, Monsieur, l'assurance de mes sentiments d'estime parfaite.

Dr SALES-GIRONS.

AVIS AU LECTEUR.

Cette Notice se divise dans les quatre points suivants:

1° Idée de la méthode respiratoire, à laquelle cet Appareil pulvérisateur des liquides médicamenteux doit son origine.

2° Applications de l'appareil, ou maladies dans le traitement desquelles il peut être utilisé;

3° Substances à employer.

4° Description de l'Appareil et manière de s'en servir.

Les malades, qui ne sont pas tenus de suivre l'ordre logique de cette Notice, peuvent passer les trois premiers points, et arriver de prime abord au quatrième. Ils y apprendront ce qui les intéresse le plus immédiatement, c'est-à-dire, la manière de faire fonctionner l'instrument pour leur usage propre, et les précautions à observer avant, pendant et après l'opération.

THÉRAPEUTIQUE RESPIRATOIRE.

NOTE SUR L'INSTRUMENT PULVÉRISATEUR DES LIQUIDES MÉDICAMENTEUX, SES APPLICATIONS AU TRAITEMENT DES MALADIES DE POITRINE ET MANIÈRE DE S'EN SERVIR.

CHAPITRE I.

IDÉE DE LA THÉRAPEUTIQUE RESPIRATOIRE NOUVELLE.

§ *I. La Méthode.*

La méthode des respirations curatives du docteur Sales-Girons se distingue des procédés analogues, en ce qu'elle a pour objet d'administrer les médicaments liquides dans les bronches, non pas en vapeurs, mais en un état de division telle que le malade peut les respirer, et les faire ainsi pénétrer dans la poitrine plus facilement que s'ils étaient à l'état gazeux.

Le procédé de M. Sales-Girons consiste dans la *Pulvérisa-*

tion des liquides médicamenteux au moyen d'un appareil qu'il vient de présenter à l'Académie de médecine (1).

§ *II. L'instrument.*

Cet Appareil, rendu portatif et d'un usage facile, se distingue comme la méthode dont il provient, de tous les systèmes d'inhalation respiratoire, en ce qu'il poudroye les liquides pour les rendre respirables, au lieu de les *Vaporiser*, comme l'ont fait tous les appareils sans exception imaginés jusqu'à ce jour.

Un exemple va faire comprendre la différence qu'il y a de ce procédé nouveau aux anciens. Supposez que le médecin ordonne à un malade de respirer de l'eau salée ou de l'eau de mer, (qui peut être un si bon médicament respiratoire dans bien des cas de maladies de poitrine). Avec les appareils connus, on va faire chauffer ou bouillir cette eau, et le malade en devra respirer la vapeur, qui s'élève de l'ouverture du vase qui la contient. Mais il n'y a qu'un inconvénient; c'est que cette vapeur n'est plus de l'eau salée; elle n'est pas salée elle-même; c'est de l'eau désalée ou distillée, le sel étant resté dans le vase d'ébullition. On peut s'assurer du fait en continuant de

(1) Les mots, *poussière d'eau*, *pulvérisateur* et *pulvérisation* des liquides, ont quelque chose qui répugne à l'usage; mais M. Sales-Girons les a employés dans son Ouvrage, en demandant qu'on les lui passe jusqu'à ce qu'on en ait trouvé qui désignent plus exactement l'état de division dans lequel sont réduits l'eau et les liquides par son appareil portatif.

faire bouillir jusqu'à complète évaporation. Alors en effet on trouvera le sel, qui était le principal du médicament, attaché aux parois intérieures du vase.

Avec l'appareil pulvérisateur, au contraire, l'eau de mer sans être chauffée, va être réduite en poussière respirable; et comme dans cet état de division, si parfaite qu'on la suppose, le liquide n'est que brisé, fragmenté, éclaboussé, chacune de ses particules doit porter le sel qu'il contient primitivement. Chaque particule de cette poussière enfin est l'eau elle-même, comme la poussière de charbon est du charbon. Du reste, la sensation du goût de sel, produite dans la bouche de la personne qui la respire, indique la différence qu'il y a entre la poussière et la vapeur d'eau de mer.

Cet exemple de l'eau salée est exactement applicable à tous les autres liquides médicamenteux, tels que les eaux minérales sulfureuses, l'eau de goudron, les infusions aromatiques ou sédatives, etc., et démontre, d'une manière toute physique, que la nouvelle méthode de la pulvérisation seule a pour effet de porter dans les organes pulmonaires les liquides médicinaux dans toute l'intégrité de leur composition.

Les procédés existants restent et ont leur utilité, mais seulement pour les circonstances où le médecin n'aura d'autres intentions pour son malade que la simple fumigation humide ou gazeuse des substances employées.

La justification de la méthode n'est pas seulement dans la possibilité d'introduire désormais de véritables médicaments dans les voies respiratoires; elle est aussi et surtout dans les conditions physiologiques où se trouvent ces voies respiratoires elles-mêmes ; expliquons-nous.

La physiologie ayant à comparer les trois principaux organes que le corps humain offre à la thérapeutique, et qui sont l'Estomac, la Peau, et les Bronches, a trouvé que la muqueuse bronchique, la moins utilisée par le médecin jusqu'ici, possède d'abord une surface trente fois plus vaste que les deux autres ensemble ; ensuite une puissance d'absorption à nulle autre pareille. Or, cette surface admirable se trouve être le foyer même de l'hématose, et le centre de la circulation. Ce qui fait que le médicament n'a pas plus tôt rempli son indication locale que son action est généralisée à toute l'économie.

Ces conditions exceptionnelles recommandent la voie respiratoire à la thérapeutique comme la première, du moins pour les maladies de poitrine.

CHAPITRE II.

APPLICATIONS DE L'APPAREIL PULVÉRISATEUR, OU MALADIES QUI EN RÉCLAMENT L'USAGE.

§ I. *Applications aux maladies de poitrine en général.*

Les applications de l'Appareil portatif se bornent pour le présent au traitement des diverses maladies des organes de la respiration. L'appareil pourra servir peut-être un jour à l'administration des médicaments en vue d'affections plus générales que le médecin jugerait devoir traiter par les bronches; mais M. le docteur Sales-Girons restreint aujourd'hui sa méthode à la médication des maladies propres aux organes respiratoires : le Pharynx et le Larynx, les Bronches et le Poumon. Dans le cadre nosologique de celles-ci il faut faire la division suivante :

1° Maladies chroniques.

2° Maladies aiguës.

Dans le premier groupe rentrent, selon l'usage, savoir : Les Pharyngites, les Laryngites, les Trachéites, les Bronchites et leurs subdivisions particulières ; les Coriza, les Catarrhes, l'asthme et enfin la Tuberculisation.

Dans le deuxième groupe rentrent, les inflammations ou fluxions aiguës de la Gorge, des Amygdales, du Pharynx, des Bronches ; les Pneumonies, les Angines simples ou pseudo-membraneuses et enfin le Croup.

La méthode respiratoire de M. le docteur Sales-Girons n'eut d'abord en vue que les affections de l'ordre chronique, les maladies dites de poitrine; c'est par elles que la pulvérisation a commencé. La médication, comme toutes les inhalations, ne paraissant faite pour produire des effets curatifs qu'à la longue, il était presque naturel que les respirations eussent pour principal objet les maladies chroniques de la poitrine. Enfin l'étude spéciale que l'auteur s'est faite dans ce cadre devait y renfermer sa méthode (1).

(1) Le docteur Sales-Girons est auteur d'un *Traité de la Phthisie par les Fumigations de goudron*, etc. Un vol. in-8, chez LABÉ, libraire de la Faculté de médecine, à Paris. 2e édition, 1846.

Mais la possibilité et la facilité même de diriger toute espèce de médicaments, pourvu qu'ils soient solubles dans un liquide, eut bientôt agrandi le cercle de la thérapeutique respiratoire jusqu'à y faire entrer la division des maladies aiguës que nous venons d'énumérer. Du reste, l'appareil pulvérisateur portatif venait à propos, à la fin de cette grande discussion académique sur le Croup, dont les conclusions ne servirent qu'à démontrer l'insuffisance malheureuse des ressources de la médecine proprement dite (1).

Le croup et l'angine couenneuse, réduits à la pratique des divers cathétérismes proposés en France, et surtout en Angleterre, avant d'être réduits à la cruelle extrémité de la trachéotomie, devaient faire aux médecins un devoir de chercher quelque chose de mieux.

On peut donc dire que si la méthode est née à l'intention des maladies chroniques des organes respiratoires, l'appareil portatif a été hâté dans sa confection pour les maladies aiguës de ces mêmes organes. L'usage que l'on a déjà fait des premiers exemplaires de cet appareil, sur les ordonnances de MM. Trousseau, Blache et autres prouvent, qu'il servira probablement pour l'un et l'autre de ces deux ordres de maladies.

Il est à souhaiter que la pratique en justifie la théorie.

---

(1) L'Académie de médecine a soutenu, pendant les trois derniers mois de 1858, une discussion sur le Croup et les Angines graves, dans laquelle aucune des médications usitées n'a mérité son attention. La trachéotomie est pour ainsi dire restée la seule ressource contre ces maladies.

CHAPITRE III.

SUBSTANCES A RESPIRER.

§ I. *Liquides médicamenteux à employer contre les affections chroniques de la poitrine.*

Les médicaments à employer dans les cas de maladies chroniques de la poitrine sont nombreux. La tradition nous a conservé les meilleurs, et dans ceux-ci, lorsque l'on consulte la pratique moderne, on peut mettre en tête, les Eaux minérales sulfureuses de Bonnes, de Pierrefonds, de Labassère, etc.

Ces eaux naturelles, employées avec succès contre ces affections, pourront désormais être prises concurremment des deux manières : on boira comme devant le premier verre à jeun, et on mettra le reste dans l'appareil pulvérisateur pour le respirer ensuite. La médication sera plus complète.

Quant aux liquides composés ou formulés par le médecin, on peut désigner l'Eau de goudron, l'Eau salée, à défaut d'eau de mer; puis les eaux iodées, chlorurées, etc., et enfin les infusions émollientes, sédatives ou antiseptiques. Ainsi nous avons vu naguère une ordonnance de M. Blache prescrivant la teinture de belladone dans de l'eau tiède à respirer contre la toux nocturne.

Du reste, le moyen d'administration est donné; l'appareil se prêtant à celle de tout agent qu'on peut dissoudre dans un liquide, c'est au médecin à essayer par la respiration ce qu'il sait être utile par les voies plus détournées de la digestion ; car l'estomac ne vient qu'après les bronches pour un malade de la poitrine. Et d'ailleurs rien n'empêche d'utiliser ensemble ou séparément toutes les voies de médication, comme cela a lieu dans les établissements thermaux; la méthode n'a pas d'autre prétention que celle d'avoir ajouté un moyen à tous les moyens existants.

§ II. *Liquides à employer contre les affections aiguës des voies respiratoires.*

Les médicaments à employer pour le traitement des maladies respiratoires de cette deuxième catégorie : les maux de gorge, les laryngites, etc., sont d'abord, pour les plus ordinaires et les moins graves d'entre elles, ceux que nous avons déjà indiqués pour les affections de la précédente catégorie, notamment les respirations d'infusions tièdes et émollientes.

Dans la théorie de M. Sales-Girons, l'Oxygène de l'air étant soupçonné la cause d'entretien et d'exaspération de ces lésions, tout ce qui par une affusion ou fomentation superficielle peut venir atténuer, sur ces surfaces enflammées, l'effet de l'oxygène, sera d'un très bon emploi. Sous ce rapport les respirations simples d'eau tiède poudroyée, venant humecter topiquement les parties affectées, doivent déjà rendre des services ; le médecin peut leur ajouter l'agent médicinal qu'il voudra, en l'incorporant au liquide.

Concernant les angines couenneuses et le croup, bien des médicaments sans doute vont être mis en œuvre grâces à l'appareil portatif. Parmi ceux qui ont déjà fait leurs preuves dans les diphthéries, on peut indiquer avec de bonnes présomptions les Chlorates de soude ou de potasse, qu'on dit doués de la propriété de dissoudre les fausses membranes et de les dégager. Si cela est vrai d'un simple contact momentané de ces liquides avec une éponge, que ne peut-on espérer de la respiration continue de ces liquides pour prévenir la formation de ces membranes ?

Une opinion récente, et qui a pour elle les témoignages du microscope, est celle qui tend à faire regarder les fausses membranes propres à ces affections, comme des végétations parasitaires. Cette opinion aura pour conséquence thérapeutique l'emploi des agents sulfureux ; et l'appareil vient encore à propos pour en administrer quasi-naturellement les meilleures préparations liquides.

Enfin contre l'hémoptysie ou crachement de sang, symptôme effrayant, contre lequel la médecine n'a eu que les voies indirectes et dont l'effet devait être général avant d'atteindre la lésion locale s'il l'atteignait, la pulvérisation du Perchlorure de fer ou tout autre styptique en dissolution convenable, offrira le moyen d'application immédiate nécessaire pour la prompte action hémostatique réclamée par cet accident.

En un mot, la muqueuse bronchique, par le fait de l'Appareil respiratoire portatif, nous paraît devenue une surface à découvert pour la thérapeutique.

APPAREIL EN FONCTION.

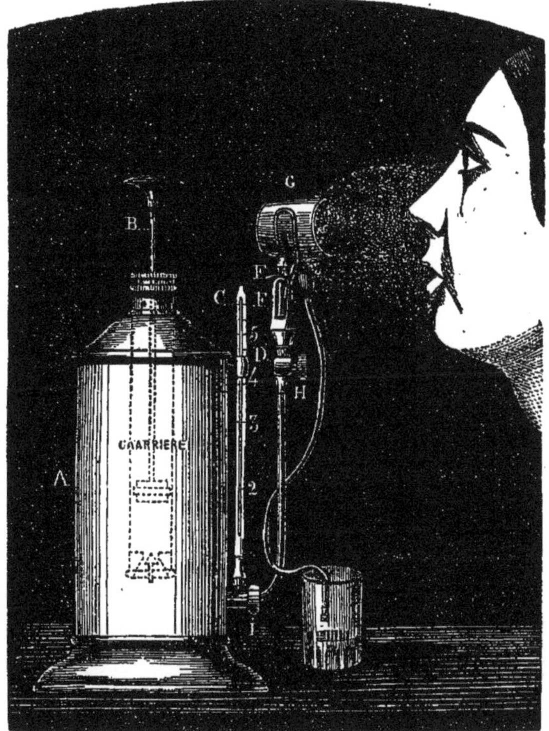

EXPLICATION DE LA FIGURE.

A. Vase contenant le liquide à poudroyer.

B. Piston de la pompe produisant la compression du liquide.

C. Manometre pour indiquer le degré de cette compression.

D. Le degré 4, qu'il ne faut jamais dépasser.

EF. Clef du filet d'eau capillaire.

G. Le tambour qui dirige la poussière liquide vers la bouche du malade.

H. Robinet qui donne passage au liquide à poudroyer.

I. Vis qui joint la branche I H F au corps de l'appareil et ouverture par où on met le liquide dans le vase.

2, 3, 4, 5, chiffres qui marquent la pression du liquide en atmosphère.

(Suivent de plus amples renseignements).

CHAPITRE IV.

L'APPAREIL PULVÉRISATEUR PORTATIF ; SA DÉFINITION, SON JEU, SES USAGES ET LA MANIÈRE DE SE LES APPROPRIER.

§ I. *L'appareil, sa définition.*

L'appareil pulvérisateur est trop près de son origine pour n'être pas susceptible de perfectionnement sous tous les rapports. Néanmoins tel qu'il est, nous croyons pouvoir lui donner une définition qui lui servira quelque temps encore.

Cet Appareil peut donc être défini un vase complexe, d'où un liquide comprimé s'échappe en jet filiforme, lequel, rencontrant à distance convenable un disque résistant, s'éclabousse ou se brise dessus, de manière à produire une poussière liquide d'autant plus abondante et plus fine que la compression intérieure est plus grande.

Cette compression s'effectue à la surface du liquide par une accumulation forcée d'air au moyen d'une pompe atmosphérique et est marquée en atmosphères sur le manomètre.

§ II. *Jeu de l'appareil.*

Cela dit, prenons un appareil à vide et mettons-le en état de fonctionner pour l'usage auquel il est destiné. Cette opération se fait en trois temps, que nous allons sommairement noter, sauf à les développer ensuite.

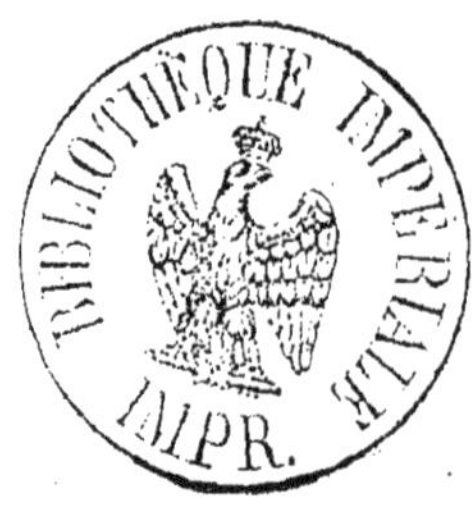

— 1° Remplir aux trois quarts le vase A avec le liquide ordonné par le médecin.

— 2° Produire la compression intérieure, en faisant de bas en haut jouer le piston B, jusqu'à ce que le liquide soit monté dans le manomètre C, au chiffre 3 ou 4 au plus.

— 3° Ouvrir le robinet H, et, la poussière se produisant par la grande ouverture du tambour G, se placer de manière à en recevoir le torrent sur les lèvres et le nez.

Revenons sur chacun de ces trois temps pour en expliquer les points par ordre et en détail.

§ III. *Mettre le liquide médicamenteux dans le corps de l'appareil.*

Pour mettre le liquide médicamenteux dans l'appareil, on tourne dans le sens d'ouvrir la vis I, et la branche I F se sépare bientôt du vase A. Cela fait on couche l'appareil sur le côté opposé ; on met un entonnoir à l'ouverture laissée libre et l'on verse le liquide.

Après quoi la branche I F est remise à sa place en l'adaptant et en tournant la vis dans le sens de fermer ; on serre assez fortement pour que la jonction soit complète.

Nous avons dit qu'il ne faut pas emplir tout à fait le vase A, ou qu'il ne faut l'emplir qu'aux trois quarts. Pour cela il n'y a qu'à savoir d'avance ce qu'il contient et n'en mettre que la quantité voulue ; mais un peu plus ou un peu moins ; cela n'a pas d'importance.

§ IV. *Produire la pression du liquide.*

Pour produire la compression lorsque le vase est muni du liquide, il faut, nous l'avons dit, prendre la poignée B du piston et faire monter et descendre de toute sa longueur la tige de ce piston ; car il faut qu'il touche en haut et en bas. A chaque coup de bas on doit voir, après les premiers coups, l'ascension du liquide dans le tube du manomètre. Or, il est *expressément défendu* de lui faire dépasser le chiffre 4 de l'échelle. Il suffit de dire qu'il y aurait danger.

Quand dans le cours de la respiration le manomètre est descendu au-dessous du chiffre 2, il faudra donner quelques coups de piston pour renouveler la compression et activer la pulvérisation ; mais toujours se souvenir de s'arrêter lorsque le liquide est arrivé entre les chiffres 3 et 4 de l'échelle.

Les malades qui seraient aidés par des domestiques peu attentifs sont priés de faire de cette recommandation un ordre positif, et encore de veiller eux-même à son exécution.

Lorsqu'on pompe au début de l'opération, le robinet H doit être fermé ; mais il peut rester ouvert lorsqu'on pompe dans le cours de l'opération et sans cesser pour ainsi dire de respirer.

§ V. *Produire la pulvérisation.*

Lorsqu'après avoir produit la compression intérieure et ouvert le robinet H qui donne lieu à la pulvérisation liquide, il faut faire attention au point où le filet d'eau rencontre le petit disque.

Comme il importe que la poussière se produise d'un seul côté du tambour G, il faut diriger ce petit disque de manière que le filet le rencontre, non sur le milieu, mais au contraire presqu'au bord de la circonférence et du côté où la poussière doit sortir du tambour pour être reçue sur les lèvres du malade. Le disque porte en cette intention un coup de lime en onglet, à la place qui est le point même sur lequel le filet doit s'éclabousser. Enfin un coup de poinçon sur la face extérieure de ce disque indique que c'est le point correspondant en dessous que doit frapper le filet d'eau.

L'expérience aura bientôt montré à chacun l'avantage qu'il y a à bien pointer le filet d'eau sur le disque, pour la plus grande production et utilisation de la poussière.

Il est bon de préparer d'avance cette rencontre.

La poudre d'eau se produisant, il est inutile de répéter que le malade doit se placer ou placer l'appareil de manière à la recevoir sur les lèvres et *en face*. La distance de la bouche aux bords du tambour est relative à la quantité de poussière qu'il est requis de faire pénétrer dans la poitrine. Lorsqu'on voudra agir avec ménagement, comme dans le début des respirations, il faudra se tenir à une certaine distance, et se rapprocher à mesure de l'habitude et de la tolérance. Nous en dirons autant de la durée des séances.

Lorsqu'on s'apercevra que le poudroiement du liquide n'est pas proportionné à la hauteur marquée au manomètre, il faut supposer que le petit trou par lequel sort le jet est obstrué par quelque fétu. Alors on ferme le robinet H, on retire la clef Z, et on passe l'ongle dans la rainure qu'elle porte à son cône inférieur. Cela fait on la remet en place exactement et on ouvre le robinet pour que la pulvérisation recommence.

A ce propos il est bon de dire que le liquide à employer devra être au préalable privé de tous les petits débris ou corps qu'il pourrait contenir, soit par la décantation, soit par le filtrage à travers un linge.

L'intérieur de l'appareil aussi doit être tenu le plus proprement possible pour la même raison.

§ VI. *Manière de respirer de la poussière liquide.*

La manière de respirer la poussière liquide est un des points importants de la méthode. En voici la règle générale :

La physiologie et l'expérience, d'accord en cela, enseignent qu'il faut respirer *par la bouche* et *naturellement*. Toute façon de respirer à laquelle le malade serait obligé de s'étudier serait factice et partant fatigante pour les organes. Les inhalations par des embouchures ou des tubes ont ce défaut. Ce n'est pas à dire que par intervalle le malade ne fasse bien de prendre une inspiration plus profonde dans le but de faire pénétrer plus avant dans les bronches la poudre d'eau. La nature elle-même provoque ces mouvements de temps à autre en bonne santé. Mais les inspirations larges ne doivent pas être continuées devant l'appareil pulvérisateur.

Quant à l'observation de respirer par la bouche, et non pas seulement par le nez comme l'homme en a l'habitude, l'expérience démontre que cette voie est la plus unie, la plus directe, la plus large, en un mot la plus assurée pour faire arriver un corps solide ou liquide dans les bronches. Les narines sont disposées pour tamiser l'air, et arrêter au passage les particules étrangères à cet élément.

Telle est la raison de la règle qui indique de respirer par la bouche. Or pour cela, il suffit de l'ouvrir de sorte que l'épaisseur du doigt mesure la distance des lèvres et des dents.

Comme il ne suffit pas d'avoir la bouche ouverte pour respirer par la bouche, on peut par précaution conseiller à ceux qui l'oublieraient de se tenir le nez légèrement pincé avec une épingle à cheveux ou autre moyen.

§ VII. *Durée et répétition des séances de respiration.*

La durée des séances de respiration est relative aux circonstances qui tiennent à l'état du malade, de la maladie et à la qualité du liquide employé; c'est donc au médecin qu'il appartiendrait d'en décider.

Toutefois, pour les maladies chronique des organes respiratoires et pour des médicaments tels que des eaux sulfureuses, de l'eau de goudron ou des infusions émollientes, la durée de la séance peut-être fixée à vingt minutes ; c'est à peu près le temps que donne la pulvérisation d'une bouteille d'eau de Bonnes.

Ces séances peuvent même être répétées deux fois par jour ; la première ayant lieu le matin à jeun et la deuxième dans la soirée, après la digestion du dernier repas ou avant le coucher. Enfin une troisième séance sera utilement intercallée dans l'après midi, si le malade s'en trouve bien.

Le médecin consultant, ici comme toujours, reste l'arbitre des exceptions à faire à cette règle.

Lorsqu'au lieu des liquides ordinaires que nous venons de désigner, on voudra faire respirer des agents plus actifs, tels que solutions de belladone, de chloroforme, d'éther, etc., en vue de quelque symptôme particulier de la maladie principale, le médecin devra marquer le degré de la solution, la durée et le nombre des séances par jour.

Cette observation faite ici pour les maladies chroniques de la poitrine, doit s'appliquer aux séances de respiration dans lesquelles on emploie des agents plus énergiques pour les plus graves des affections aiguës. Ainsi les solutions de Chlorate de potasse ou de soude, celles de Perchlorure ou de persulfate de fer, celles des sels de zinc, de cuivre ou d'argent, etc., destinées au traitement des diphthérites, comme les angines et le croup, devront être rigoureusement dosées. C'est surtout dans ces cas aussi que le nombre et la durée des séances par jour devront être expréssement déterminées par le médecin.

Le docteur Sales-Girons fait remarquer qu'en vue de l'infection qu'on attribue aux fausses membranes et qu'on dit toxique, on pourrait utiliser en respiration telle substance qui en serait réputée l'antidote. Pareillement, dans l'état de pyogénie qui caractérise la dernière période de la tuberculisation ou la colliquation phthisique, il lui semblerait rationnel de faire respirer en poussière liquide des solutions de quinquina ou de tout autre agent aux propriétés antiseptiques. Il est à présumer que ces substances atteignant ces deux sortes d'infection au foyer même de l'hématose, c'est-à-dire, à leur point de départ dans l'économie, pourraient en neutraliser les effets funestes.

Mais n'anticipons pas sur les droits du praticien; une fois qu'il se verra en possession d'un instrument qui lui ouvre une thèrapeutique réelle dans l'organe de la respiration, les idées lui viendront de la possibilité même de les exécuter.

§ VIII. *Température des liquides à respirer.*

La médecine pouvant tirer parti du chaud, du froid et du tiède, la question de la température des liquides à employer n'est donc pas inutile à traiter.

D'abord l'expérience a témoigné à l'auteur de la méthode, pour ce qui regarde les maladies chroniques, en faveur des liquides tièdes; c'est-à-dire, que la poussière médicamenteuse la mieux appropriée sous ce rapport est celle qui, à la respiration, ne donne ni la sensation du chaud ni la sensation du froid aux organes avec lesquelles elle se trouve en contact.

Pour obtenir ce point, il faut donner au liquide la température un peu plus que tiède. Si c'est de l'eau sulfureuse par exemple que l'on emploie, on mettra un quart d'heure au paravant la bouteille encore bouchée dans un vase contenant de l'eau chaude. La main appliquée sur le verre indiquera suffisamment la chaleur nécessaire. Puis ce liquide, transvasé à l'instant dans l'appareil, fournira une pulvérisation convenable de température.

Pour les autres liquides, l'eau de goudron, etc., dont les principes sont moins subtils, on peut les échauffer comme l'on voudra pour obtenir la température requise.

Concernant les solutions ordonnées contre les affections aiguës, l'étude des températures est encore à faire. Cependant pour ce qui est du croup et des angines couenneuses, il a été généralement reconnu que les humidités tièdes étaient d'un bon effet. C'est déjà là une présomption que les liquides devront être employés selon la règle générale ci-dessus énoncée pour les affections chroniques.

D'abord s'il ne faut que des fomentations tièdes, il est certain que l'Appareil pulvérisateur peut les procurer plus convenables sous tous les rapports que les vases à vapeurs qui ont servi jusqu'à ce jour pour les inhalations; sans compter qu'à l'eau pure on peut toujours ajouter quelques principes qui en feront un médicament. D'ailleurs tous les instruments vaporisateurs nécessitent une respiration artificielle, et la vapeur qui arrive à la bouche est toujours trop chaude pour être bonne dans le cas de bronchite, de pneumonie aiguë, d'accès d'asthme, etc.

Dans le coryza, par exemple, la fumigation de vapeur semblerait être contr'indiquée comme trop chaude.

Il y aura des circonstances dans lesquelles les solutions à

respirer devront être froides. Le froid est un agent thérapeutique qui a sa valeur. Outre les cas de lésions aiguës pour lesquelles on le jugera bon comme adjuvant, ne pourrait-on pas prévoir que la poussière d'eau froide servira un jour à une *Hydrothérapie* respiratoire ou pulmonaire, en vue d'affections de poitrine ou autres.

Si la respiration est une voie thérapeutique comme la digestion, rien n'empêche d'augurer que la médecine l'utilisera pour l'administration des médicaments.

Il est certain que l'estomac n'est pas plus propre à l'absorption, à l'assimilation et à la généralisation médicamenteuse que les bronches.

L'hémoptysie ou le crachement de sang est la seule affection dont le traitement respiratoire paraisse devoir toujours s'effectuer à froid. Les solutions hémostatiques qu'on adoptera pour la pulvérisation seront toujours plus actives si, à leur propriétés styptiques se joint la température froide du liquide.

Enfin, l'appareil pouvant effectuer la pulvérisation de l'eau depuis 50 degrés centigrades jusqu'à zéro, la médecine, pour qui rien n'est inutile, en tirera le parti qu'elle jugera. Les applications de liquides froids pour la poitrine ne manqueront pas d'indications dans la pratique.

§ IX. *L'appareil de cuivre et l'appareil de verre.*

Nous venons de voir dans le cours de ce qui précède, que

les maladies chroniques de la poitrine forment une catégorie bien distincte de celle des maladies aiguës. Cette distinction devait se reproduire dans le traitement, qu'il faut toujours proportionner au caractère des affections. Aussi avons-nous vu que, les liquides employés, le mode d'emploi, les doses, le nombre et la durée des séances de respiration, tout cela se modifie selon qu'il s'agit de l'une ou de l'autre espèce morbide.

Les maladies aiguës, par la qualité chimique des dissolutions à mettre en usage, peuvent exiger un appareil différent de celui qui sert aux médicaments peu énergiques employés dans les maladies chroniques. C'est ce qui a donné lieu à la confection d'un *Appareil de verre*, dont le contact avec les substances chimiques n'a pas les inconvénients de décomposition que présenterait l'appareil de cuivre.

C'est au médecin à désigner au client celui dont il doit faire usage. On comprend que pour pouvoir employer des agens tels que les Chlorates de soude ou de potasse, les Perchlorures de fer, etc., il faut avoir recours à l'appareil de verre. Du reste, celui-ci aura l'avantage de servir dans tous les cas; c'est-à-dire de cumuler les usage du traitement des maladies aiguës et des maladies chroniques.

§ X. *Soins de l'appareil.*

L'appareil pulvérisateur, à cause des pièces de précision qu'il contient, exige quelques soins lorsqu'on veut s'en servir comme lorsqu'on en a fait usage.

Il a déjà été noté que, pour la régularité nécessaire du jeu de la pulvérisation, il faut que le liquide ne contienne aucun petit corps qui puisse venir boucher ou obstruer le canal qui produit le filet d'eau capillaire. Comme ces petits corps ne peuvent venir que du dehors ou du dedans de l'instrument, il importe donc à la fois que celui-ci soit bien nettoyé à l'intérieur, et que les liquides que l'on y introduit soient eux-mêmes dégagés de tout ce qu'ils peuvent contenir de solide.

Dans les cas où l'on viendrait d'employer des substances susceptibles de fermentation ou de corruption, il sera bien d'en épuiser complétement le liquide ; puis de faire un lavage avec de l'eau claire, et même d'en poudroyer une petite partie pour nettoyer le canal capillaire.

Le Manomètre est une des pièces qu'il faut soigner le plus particulierement. On ne doit pas y voir de gouttes ou gouttelettes d'eau avant de pomper. Lorsqu'il y en a, il suffit de chauffer légèrement le tube de verre pour réduire lentement ces gouttes d'eau en vapeur. La colonne de liquide qui s'y élève à mesure qu'on fait jouer le piston doit aussi être unie ou sans interposition de bulles d'air. Quand cela arrive, il faut soupçonner quelque dérangement et y pourvoir.

Lorsque, après un certain nombre de coups de piston, qui supposent une compression notable à l'intérieur de l'appareil, on ne voit pas la colonne liquide monter dans le manomètre, il faut supposer un dérangement grave, na pas continuer de pomper, et consulter le fabricant ou un homme qui ait quelque notion de physique.

Si l'appareil mis en activité perd le liquide, ou crache par quelqu'une de ses jointures, il faut s'assurer que cela ne dépend pas des vis qui ferment ces mêmes jointures et qui ne seraient pas assez serrées.

La pompe elle-même peut se détériorer par l'usage et encore plus par le repos. Comme le piston a besoin d'adhérer exactement contre les parois de la pompe, il peut arriver que le cuir de ce piston s'use, s'aplatisse ou se dessèche, et par suite ne remplisse plus la capacité qu'il est destiné à remplir. Alors il faut retirer ce piston, relever le cuir l'humecter d'huile fine et le remettre à sa place. Pour le retirer, il suffit de tourner la partie supérieure de la pompe au dessous de la poignée du piston. Cette pièce se dévisse et permet au piston de sortir.

Quant au filet capillaire de liquide, s'il advenait que par l'usure des bords ou toute autre raison, il cessât d'être uni et délié comme une aiguille, il faudrait penser que cette partie de l'appareil a besoin de nettoyage ou de réparation.

Lorsqu'en pleine pression du liquide, la séance de respiration est finie ou qu'on l'interrompt, il faut avoir soin de décharger l'appareil ou de donner fuite à l'air qui comprime. Pour cela faire, on incline l'appareil comme on fait pour le remplir de liquide, et on tourne la vis de jonction de manière à l'ouvrir un peu. Dès le premier tour, l'air s'échappe, et la compression intérieure est abolie. On tourne alors la vis dans le sens de fermer et on remet l'appareil sur pied, jusqu'à ce qu'on reprenne une séance ou qu'on puisse continuer celle qui est commencée.

Si on se sert de liquides chauffés, il faut que leur température ne s'élève pas au-dessus de 30 degrés centigrades. Il n'est pas, d'ailleurs, nécessaire de les employer aussi chauds, puisque l'on doit les respirer tièdes seulement.

CONCLUSION.

La méthode respiratoire de M. Sales-Girons est sortie de l'idée qu'il a eue de poudroyer les liquides médicamenteux pour les rendre respirables, au lieu de les vaporiser comme on l'avait fait jusqu'à lui dans le même but.

La première réalisation de cette idée ou application de cette méthode a eu lieu à Pierrefonds-les-Bains en 1856. A cette époque, en effet, M. Sales-Girons, inspecteur de cet établissement, y instituait une *Chambre de Respiration*, où l'eau sulfureuse était poudroyée par un appareil de l'invention de M. Flubé, alors propriétaire des eaux.

Cet appareil, par ses dispositions, l'étendue, la masse et l'immobilité, puisqu'il fait partie de la construction même de la Salle, n'a jamais eu et ne pouvait avoir d'autre destination que celle qu'il a à Pierrefonds; c'est-à-dire celle de pulvériser les Eaux minérales, durant la saison thermale, pour les maladies chroniques de la poitrine.

Or : 1° les Eaux minérales ne sont qu'une minime fraction des médicaments que le médecin peut avoir l'intention d'administrer par les voies respiratoires ;

2° La saison thermale n'est tout au plus que de 4 mois sur une année;

3° Enfin les malades de poitrine qu'on envoie aux Eaux ne présentent que les affections de l'ordre chronique ; les maladies respiratoires à l'état aigu, telles qu'angines, croup, etc., etc., ne participent pas aux bienfaits de la pulvérisation.

L'appareil de la Chambre de respiration de Pierrefonds ne remplissait donc qu'une partie fort réduite de la pensée de M. Sales-Girons. Pour la remplir toute entière et, de l'idée de la pulvérisation des liquides faire sortir une méthode ou

Thérapeutique respiratoire, il fallait un petit instrument pulvérisateur qui fût non seulement mobile, mais légèrement portatif, d'un usage facile et commode dans une chambre, et pouvant être, au besoin, mis en jeu par le malade lui-même.

Il fallait en outre et en définitive, que cet instrument pût servir :

1° A la respiration de tous les liquides médicamenteux jugés utiles par le médecin;

2o En tout temps et en tout lieu, même en voyage;

3° Pour les affections aiguës aussi bien que pour les maladies chroniques de la poitrine.

Nous venons de voir que l'instrument portatif de M. Sales-Girons remplit ces trois conditions.

Maintenant quels que soient, en différence ou ressemblance, les rapports de mécanisme qu'on lui trouve avec le grand appareil immobile de la Chambre de respiration de Pierrefonds, on le distinguera toujours en ce que ses usages, au lieu de répondre à une seule application, répondent à toutes celles que peut imaginer le médecin; et encore pour cette seule application, celle des Eaux minérales, le petit instrument portatif, vient-il en étendre à l'année toute entière la saison thermale ordinaire, qui n'est que de 3 ou 4 mois. Car les malades pourront, au moyen de ce petit instrument, continuer chez eux et avec tout le confort intérieur, la cure commencée dans un établissement d'Eaux minérales.

En un mot, pour que la pulvérisation des liquides fût une méthode thérapeutique, il fallait que l'Appareil fût tel que celui dont venons de parler.

TABLE DES MATIÈRES.

Paris, imprimerie Moquet, rue de la Harpe, 92.

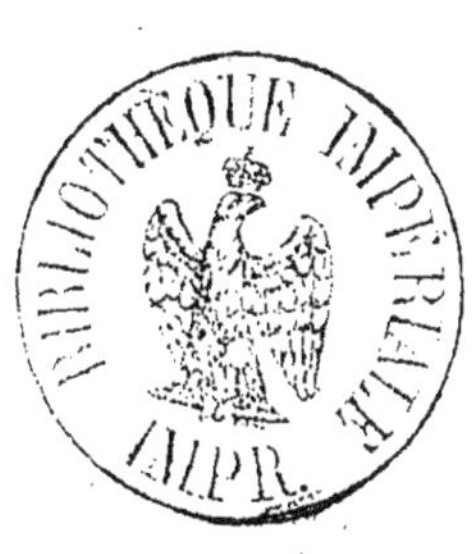

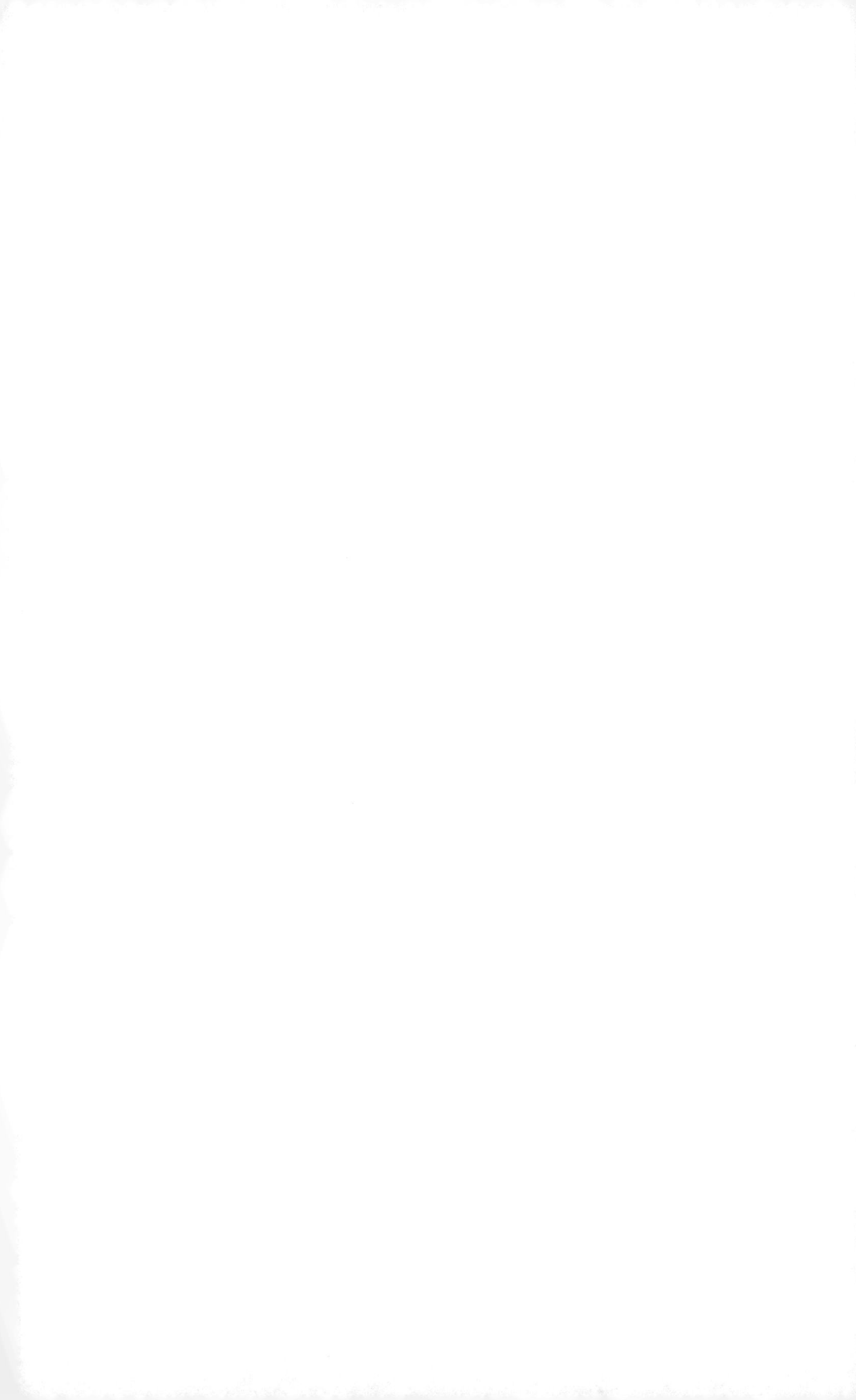

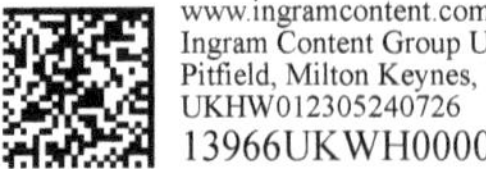

www.ingramcontent.com/pod-product-compliance
Ingram Content Group UK Ltd.
Pitfield, Milton Keynes, MK11 3LW, UK
UKHW012305240726
13966UKWH00004B/1637

9 782011 901262